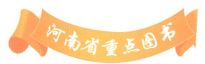

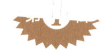

慢性呼吸疾病居家康复指导丛书

肺结核
居家康复指导

总主编　刘剑波
分册主编　刘　颖

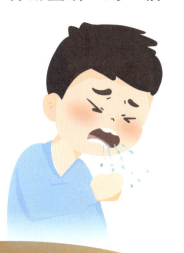

郑州大学出版社

图书在版编目（CIP）数据

肺结核居家康复指导／刘颖主编. -- 郑州：郑州大学出版社，2023.11
（慢性呼吸疾病居家康复指导丛书／刘剑波总主编. 第1辑）
ISBN 978-7-5645-9909-6

Ⅰ. ①肺… Ⅱ. ①刘… Ⅲ. ①肺结核－康复 Ⅳ. ①R521.09

中国国家版本馆 CIP 数据核字（2023）第 200097 号

肺结核居家康复指导
FEIJIEHE JUJIA KANGFU ZHIDAO

策划编辑	陈文静	封面设计	苏永生
责任编辑	吕笑娟	版式设计	苏永生
责任校对	张 楠	责任监制	李瑞卿

出版发行	郑州大学出版社	地 址	郑州市大学路40号（450052）
出 版 人	孙保营	网 址	http://www.zzup.cn
经 销	全国新华书店	发行电话	0371-66966070
印 刷	河南文华印务有限公司		
开 本	710 mm×1 010 mm 1／16		
本册印张	3.75	本册字数	65 千字
版 次	2023 年 11 月第 1 版	印 次	2023 年 11 月第 1 次印刷

| 书 号 | ISBN 978-7-5645-9909-6 | 总 定 价 | 120.00 元（全三册） |

主编简介

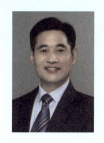

　　刘剑波,博士,二级教授、主任医师,博士研究生导师,河南省政府特殊津贴专家,郑州大学第二附属医院院长。河南省医学科普学会副会长、河南省临床营养师协会副理事长、河南省医学会呼吸病学分会副主任委员、河南省抗癌协会理事及肿瘤精准医学专业委员会名誉主任委员、中国毒理学会中毒与救治专业委员会副主任委员等。被评为河南省抗击新冠肺炎疫情先进个人、河南省教科文卫体系统优秀工匠人才,荣获河南省五一劳动奖章、河南优秀医师奖等。《中华结核与呼吸杂志》编委、《郑州大学学报(医学版)》审稿专家等。

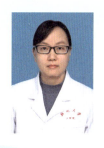

　　刘颖,硕士,副教授,郑州大学第二附属医院呼吸内科副主任医师。河南省医学会变态反应学会委员、河南呼吸肿瘤协作组河南省肺癌防治联盟委员。以第一作者身份发表SCI及中文核心期刊论文10多篇,主编《肺功能测定的基础与临床》1部,获得河南省教育厅科技成果一等奖2项。

作者名单

主　编　刘　颖

副主编　付秀霞　王　杰　张　筠

编　委　刘　颖　付秀霞　王　杰

　　　　张　筠　刘待见　冯青青

　　　　郭云波　张晓萍

前 言

医学的根本目的是维护健康,而健康问题与每一个人密切相关。因此,医学知识不仅是医务人员必备的学问,更是每一个人都应该了解的知识。结核病是一种慢性传染性疾病,在全球分布广泛,严重威胁人类健康。2020 年全球约 1 000 万人患该病,140 万人死亡,我国是全球 30 个结核病高负担国家之一。结核病中最常见的是肺结核。在肺结核患者的治疗中,规范管理是患者治疗成功的关键。因肺结核是一种慢性疾病,50%~60% 的患者不需要长期住院治疗。居家药物治疗是肺结核患者治疗方式的一大进展,原则上只要在无严重并发症、不排菌的情况下,患者均可进行居家治疗。因此,对肺结核患者进行健康教育及居家治疗康复指导尤为关键。

本书为"慢性呼吸疾病居家康复指导丛书(第 1 辑)"中的第一册,采用通俗易懂的科普语言,穿插彩色漫画,通过生动有趣的案例,运用"微故事"的形式将晦涩难懂的专业术语向读者清晰、简单地进行说明与解答。内容共分为三个部分。第一部分:经典案例,选取临床上常见有代表性的五个案例,有助于患者更全面地掌握病情,采取针对性治疗。第二部分:认识肺结核,包含了结核病的历史、现状、临床症状、治疗,人们生活中的一些注意事项如接触肺结核患者后都会被传染吗? 当你周围有结核病患者时怎么办? 等等。第三部分:居家康复指导,涵盖肺结核患者的家庭成员怎样防止被传染、肺结核患者家庭消毒如何做、肺结核患者的生活用具如何消毒等问题。本书语言生动形象,内容深入浅出,能够促使读者更全面地了解肺结核及其相关知识。

希望本书对广大结核病患者及亲属有所帮助。由于编写水平的限制,书中难免出现疏漏与不妥之处,敬请广大读者批评指正,多提宝贵意见,以便不断改进。

编者

2023 年 11 月

目 录

居家康复指导

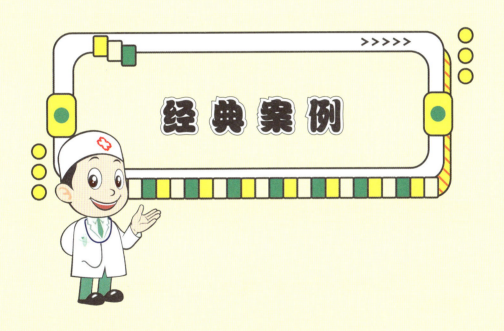

经典案例

"感冒"老是治不好，须警惕肺结核

案例介绍：小张同学，21 岁，大学三年级在校学生，1 个月前因体育运动后冲澡受凉，第 2 天出现发热，伴咳嗽、咳少量白色黏痰，体温 38 摄氏度左右。在校医院口服感冒药治疗，用药后症状较前好转，但仍间断有发热，体温波动于 37.5～38.0 摄氏度，发热以下午多见，体温可自行下降，晨起体温多正常，伴乏力、多汗，日常生活无明显受限。1 周前因咳嗽、痰中带少量血丝被家人带至门诊就诊。接诊医师询问后得知以下情况：小张同学平素作息不规律，喜熬夜、玩游戏，三餐饮食不均衡，近期体重有所下降。体格检查：体形消瘦，心肺听诊无明显异常体征。接诊医师建议小张拍摄胸部 X 射线片，检查结果提示双上肺点片状高密度影。考虑小张同学有患肺结核可能，行痰抗酸杆菌及结核菌素试验检查，痰中查到抗酸杆菌，同时结核菌素试验结果示（+++），诊断为肺结核（痰菌+），给予抗结核治疗。同时小张办理休学手续，与家人做好隔离防护。

案例特点：①青年患者，在校群居生活，属于肺结核好发群体；②体形消瘦，日常作息及饮食不规律，容易导致机体免疫功能低下，易合并结核感染；③病程相对迁延，午后低热，符合肺结核的起病特点。

 治疗不孕不育，兼顾潜伏结核感染

案例介绍：王女士，30 岁，因不孕症（双侧输卵管不通）在 3 个月前行胚胎置入。20 余天前出现发热，偶有咳嗽，多为干咳，体温高峰在 39 摄氏度左右，在当地诊所诊断为上呼吸道感染，给予抗感染治疗 1 周后体温无好转。后在当地医院住院治疗，行血常规、感染标志物及超声检查均未发现异常，给予输液治疗 2 周，患者每日体温高峰仍在 38.5 摄氏度以上，间断有咳嗽，无明显咳痰。之后转诊至省级医院，行骨髓穿刺、血培养等检查均未发现异常,经与患者及家属反复沟通并在知情同意情况下行胸部 CT 检查,检查结果提示双肺弥漫粟粒样结节影,行支气管镜下肺活检,活检标本组织病理学诊断考虑肺结核。告知患者后续抗结核治疗对胎儿有风险,患者要求继续妊娠情况下抗结核治疗,反复告知风险后签署病情沟通知情同意书,抗结核治疗 20 余天后患者出现先兆流产,后自然流产。

案例特点:①患者既往因双侧输卵管不通而不孕,可导致输卵管不通的病因中有盆腔结核导致的盆腔炎,因此,该患者既往有盆腔结核的可能。②孕妇为特殊群体,孕早期常出现恶心、呕吐、食欲缺乏,影响孕妇的进食与营养,加之孕期激素水平、免疫功能的改变及妊娠期间全身脏器负担加重,能量消耗增加,需要补充大量营养物质才能满足胎儿生长的需要。营养摄入不足与需求增加之间矛盾,导致机体免疫功能低下,易于合并结核感染。③X 射线等影像学检查因其辐射副作用在孕妇中应用严重受限,一定程度上延误早期诊断。④抗结核药物因其副作用对孕妇有一定风险,尤其是孕 3 个月以内的患者,不能及时用药会延误治疗。⑤活动性肺结核患者由于发热、消耗、营养不良可能引起流产、早产、胎儿宫内发育迟缓,另外妊娠合并肺结核患者的早产率和新生儿死亡的危险性也增加,患者必须加强胎儿监测,尽早发现异常并及时处理。

案例三 糖尿病的"孪生兄弟"——肺结核

案例介绍:张大爷,68 岁,间断咳嗽 2 月余,咳痰多为白色,无发热,在社区诊所口服抗感染及止咳药物治疗,症状时轻时重。近 2 个月有体重下降,因其有糖尿病病史,血糖控制欠佳,自觉体重下降与血糖控制不良有关,未在意。3 天前出现痰中带少量血丝,遂到医院就诊,接诊医师询问病史后建议行胸部 CT 检查,检查结果显示右肺斑片状高密度影,建议住院治疗。住院后行痰细菌学培养未发现致病菌,抗感染治疗 1 周后复查胸部 CT 示病变未见明显好转,行气管镜检查,气管镜下刷片送检见抗酸杆菌阳性,诊断为肺结核,给予抗结核治疗并应用胰岛素控制血糖。

案例特点：①糖尿病患者在血糖控制不理想时易伴发肺结核。其原因可能有：糖尿病患者常有糖、蛋白质、脂肪代谢紊乱，造成营养不良，易感染结核分枝杆菌，使病情恶化；当血糖升高及组织内糖含量增高时形成的酸性环境减弱了组织抵抗力，使抗体形成减少，免疫功能下降，均有利于细菌繁殖生长；糖尿病患者维生素 A 缺乏，使呼吸道黏膜上皮对外界感染抵抗力下降，易致结核分枝杆菌感染。②糖尿病合并肺结核时，两病互相影响。血糖的控制较难达标，需要停用口服降糖药，应用胰岛素将血糖控制到理想水平，抗结核药物才能发挥其治疗作用，显示出胰岛素在治疗糖尿病合并肺结核方面的重要作用。

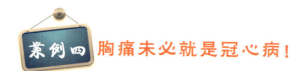

案例四　胸痛未必就是冠心病！

案例介绍：张先生，40 岁，1 个月前无明显诱因出现发热，伴左侧胸痛，呼吸及咳嗽时疼痛加剧，在社区诊所口服抗感染药物治疗 1 周，仍间断发热，午后体温升高明显，左侧胸痛症状有所减轻。2 周前出现活动后气短，症状渐加重，为求进一步诊治到医院就诊，门诊行胸部 X 射线检查提示左侧胸腔积液，住院后给予左侧胸腔穿刺活检并留取积液化验，诊断为结核性渗出性胸膜炎，给予胸腔引流和抗结核治疗后病情好转。

案例特点：①结核性胸膜炎为肺结核的一种分型，发病原因为胸膜腔内结核分枝杆菌感染，结核性胸膜炎是引起胸腔积液的常见原因。②结核性胸膜炎早期处于干性胸膜炎阶段，患者会感觉胸痛；随着病情发展，胸膜腔渗出增加，积液量增多，患者的胸痛症状会缓解，由于胸腔积液对肺组织的挤压，患者会出现胸闷，尤其是活动后或体力劳动后胸闷症状加剧。

肺结核治疗后仍然咳嗽、胸闷为哪般？

案例介绍:李女士,31岁,4年前受凉后出现发热、咳嗽、咳痰,伴夜间盗汗,在家自服感冒药物治疗后症状无好转,就诊于当地医院,入院后行胸部CT检查示左上肺阴影,进一步完善结核菌素试验及痰细菌学检查诊断为肺结核,口服抗结核药物治疗后咳嗽、咳痰好转,体温正常,坚持口服药物治疗1年后停药。2个月前患者出现咳嗽,多为干咳,偶有少许白色黏痰,无发热、咯血、盗汗等症状,口服抗感染及止咳药物治疗效果不佳。近1个月患者出现活动后胸闷、气短,门诊就诊后行胸部X射线检查示左下肺阴影,遂住院治疗,住院后进一步完善胸部CT检查提示左主支气管狭窄、左下肺局部肺不张。结合患者既往肺结核病史,考虑目前患者左主支气管狭窄与其既往结核感染有关,遂行气管镜检查。气管镜下见左主支气管开口处瘢痕样改变,管腔为孔样狭窄,给予球囊扩张治疗。治疗后患者胸闷症状缓解,继续口服抗结核药物,1个月后患者再次出现胸闷,复查气管镜检查示左主支气管病变再次恢复原样,之后反复间断给予镜下治疗,效果差,经与家属沟通行外科手术治疗。

病例特点:①支气管内膜结核为肺结核的一种分型,是引发良性中央气道狭窄病症的主要原因,倘若不能及时医治就会错过最佳治疗时期,继而诱发支气管不可逆性狭窄、肺功能受损等病症,且治疗效果欠佳。②减少支气管内膜结核进展至纤维性支气管腔狭窄、毁损肺阶段的关键在于早期诊断、早期治疗。该患者诊断肺结核后虽然坚持抗结核治疗,但未及时复查胸部CT以对病情进行监测。当治疗过程中咳嗽症状缓解不理想,或者CT提示有支气管壁增厚、狭窄等表现,需及时完善气管镜等检查明确支气管内膜情况,并尽早介入局部治疗,效果会更好,也可能避免最终手术切除的结局。

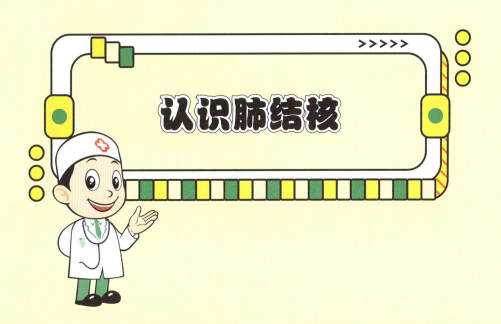

认识肺结核

1. 结核病的历史是怎样的？

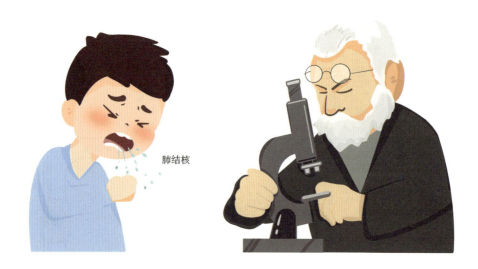

肺结核

面色苍白、身体消瘦、一阵阵撕心裂肺的咳嗽……在19世纪的小说和戏剧中不乏这样的描写，而造成这些状况的就是当时被称为"白色瘟疫"的肺结核，即"痨病"。

考古学证据表明，结核病至少从新石器时代起就已经开始折磨欧亚大陆和非洲的史前人。德国和英国出土了石器时代的骸骨，其中明显有脊柱结核引起的损伤，而且脊柱结核在约公元前3000年的埃及木乃伊中也有发现。骸骨证据确切表明，早在约公元前800年，土著美洲人就开始受这种疾病的困扰，在约公元290年的智利木乃伊中，发现了含有抗酸杆菌的肺部病灶。

中世纪的欧洲人遭受到结核病的严重侵袭，虽然当时的文献提及的主要是淋巴结核而不是肺结核。当时有一种习俗，即"国王触摸"，在法国和英国，人们相信可以通过国王触摸患者的方法而治愈疾病。这种习俗源于

12 世纪,直至 18 世纪末国王的权利被削弱才结束。在中国,隋朝和唐朝的医术中已经涉及对此类疾病的详尽治疗方法。

16 世纪,在城市人口增长的国家,结核病的死亡率也显著增加。例如在英国,16 世纪中叶,因结核病死亡的病例约占总死亡人数的 20%,且集中发病区是在伦敦。几乎与此同时,日本也发生了类似现象:当时的观察表明,肺结核于 17 世纪初在其当时的首都江户急速蔓延。不过,结核病的世界大流行始于 18 世纪,并且直到 19 世纪初,仍在流行中。

2. 结核病现状如何?

1882 年 3 月 24 日著名德国科学家科赫在柏林宣布发现结核分枝杆菌,当时结核病正在欧洲和美洲猖獗流行。由于结核分枝杆菌的发现明确了结核病的病原菌,人类才可能战胜和控制结核病。19 世纪,不知有多少人曾被这种无情的烈性传染病夺去了生命。虽然 20 世纪多种有效抗生素和预防药物的产生使肺结核病例在世界范围内迅速减少,但由于人们对结核病的认识不够,各地经济文化发展的不平衡,世界上还有许多结核病患者没有得到有效的治疗。因此,世界卫生组织和国际防痨和肺部疾病联合会共同倡议将每年的 3 月 24 日作为"世界防治结核病日",以提醒公众加深对结核病的认识和重视,动员公众支持和加强在全球范围内的结核病控制工作,使结核病得到及时的诊断和有效的治疗。世界卫生组织的报道显示,近年来肺结核在全球各地死灰复燃,1995 年全世界有 300 万人死于此病,是该病死亡人数最多的一年,远远超过了肺结核流行的 1900 年。

据世界卫生组织发布的《2022 年全球结核病报告》估算,自 2000 年以来,全球结核病防治工作共挽救了约 7 400 万人的生命,但 2021 年全球仍有约 1 060 万人新发结核病,160 万人因结核病而死亡。在中国,结核病防控取得了重大进展,近年来结核病患者治愈率始终保持在 90% 以上,但作为结核病高负担国家,中国结核病防控形势依然严峻,中国 2021 年估算的结核病新发患者数为 78 万,仅次于印度和印尼。防控结核,人人有责。

3. 肺结核的病变部位只在肺组织吗？

肺结核的病变部位不仅仅局限于肺组织，还包括气管、支气管及胸膜等部位。按病变部位分为以下5种类型：①原发性肺结核，包括原发综合征和胸内淋巴结结核（儿童尚包括干酪性肺炎和气管、支气管结核）；②血行播散性肺结核，包括急性、亚急性和慢性血行播散性肺结核；③继发性肺结核，包括浸润性肺结核、结核球、干酪性肺炎、慢性纤维空洞性肺结核和毁损肺等；④气管、支气管结核，包括气管、支气管黏膜及黏膜下层的结核病；⑤结核性胸膜炎，包括干性、渗出性胸膜炎和结核性脓胸。

4. 罹患肺结核会有哪些临床症状？

（1）主要症状

1）发热：发热是肺结核患者常见的症状，特点是体温逐渐升高，而且发热的持续时间较长，多达数周以上，呈不规则热，常为低度或中等程度热，体温在37.0~38.0摄氏度。发热的原因是结核分枝杆菌的毒素及其代谢产物刺激中枢神经系统，造成大脑皮质功能失调，从而引起一系列的自主神经功能紊乱。

2）咳嗽、咳痰：肺结核患者最常见症状。咳嗽较轻，干咳或咳少量黏液痰。有空洞形成时，痰量增多，若合并细菌感染，痰可呈脓性，若合并支气管结核，表现为刺激性咳嗽。

3）盗汗：盗汗是肺结核患者的症状之一。盗汗指患者熟睡时出现出汗，觉醒后汗止，常发生于体质虚弱的患者。

4）疲乏无力：约有50%的肺结核患者表现为疲乏无力。虽然该症状非

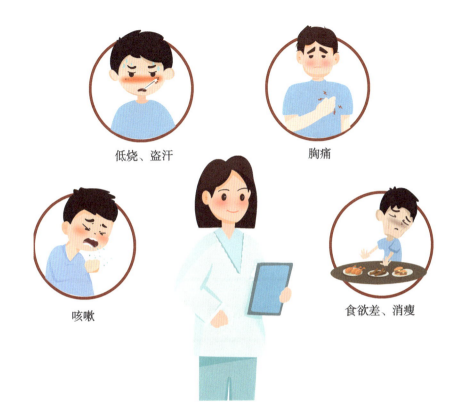

低烧、盗汗　　　　　　　　胸痛

咳嗽　　　　　　　　　　　　食欲差、消瘦

结核病所特有症状,但长期疲乏无力,排除工作、生活劳累因素外,应敦促患者及时就医,进行结核病筛查。

5) 体重减轻: 轻型肺结核患者由于食欲缺乏及发热消耗等致体重下降;重者由于长期厌食、发热等慢性消耗,以致极度消瘦,呈现恶病质状态。

6) 血液系统异常: 肺结核患者血常规检查可正常或有轻度白细胞增多、淋巴细胞比例较高及轻度贫血;少数患者可有类白血病反应,或白细胞减少、单核细胞或嗜酸性粒细胞增多;有时还可出现全血细胞减少,提示骨髓抑制,罕见继发性骨髓纤维化。

7) 内分泌功能紊乱: 结核分枝杆菌的代谢产物可导致内分泌功能紊乱,表现最为突出的是女性月经失调和闭经。

8) 结核超敏感综合征: 由机体对结核分枝杆菌产生变态反应引起,类似风湿热,包括结核性风湿性关节炎、疱疹性结膜角膜炎及结节性红斑。发生频率为 10%～20%,青年女性患者多见。结节性红斑或环形红斑多见于下肢胫前或踝关节附近,常表现为多发性、易于融合、周围组织水肿等特点。

(2) 其他症状

1) **咯血**:1/3～1/2 的患者有咯血。咯血量由咯血痰至大咯血不等,多数患者为小量咯血,少数为大咯血。

2) **胸痛**:结核病变累及胸膜时可于发病初期表现为胸痛,为针刺样疼痛或钝痛,可随呼吸运动和咳嗽加重。

3) **呼吸困难**:多见于病变广泛致呼吸面积减少者,诸如干酪样肺炎和大量胸腔积液患者。

5. 什么人易患结核病?

肺结核排菌的患者,在咳嗽、打喷嚏、说话时,喷射出来的飞沫常常带有结核分枝杆菌。当健康人将这种带菌的飞沫吸入肺里面,则可造成结核分枝杆菌感染。但实际上并不是所有感染的人都会发病。那么为什么有的人发病而有的人却不发病呢?这主要取决于两个因素,一是结核分枝杆菌的毒力,二是人体抵抗力。人体抵抗力是决定是否患结核病的主要因素。

结核病的易感人群主要包括以下几种。

(1) 患某些疾病的人群

如某些急慢性传染病,包括艾滋病、职业病[如硅沉着病(旧称矽肺)],都可削弱人体的免疫力,患结核病的机会就大一些。

(2) 长期使用类固醇激素和免疫抑制剂者

如结缔组织病患者、部分肿瘤患者,结核病的发病率呈明显的上升趋势。

(3) 婴幼儿

因为此时期对结核分枝杆菌的免疫力较低,随着年龄的增长,免疫力逐渐增强。

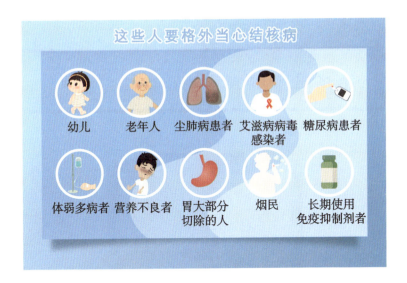

（4）青少年

由于不良生活作息习惯及学校人群高度密集,此类人群结核病的感染率较高。

（5）老年人

这是因为老年人机体免疫力降低。

（6）与排菌的肺结核患者密切接触者

如患者的亲属、朋友、同事,以及医务人员,被感染的机会也较一般人多,其均属于结核病的易感人群。

6. 疑诊肺结核时需要做哪些初步检查?

疑诊肺结核时检查方法主要有以下几种:①痰液检查,包括痰涂片查抗酸杆菌、痰培养;②胸部 X 射线片、胸部 CT;③结核菌素试验（PPD 试验）;④T-SPOT 检查;⑤结核抗体检查;⑥合并腹部症状时需要完善腹部 B 超、腹部 CT;⑦合并脑膜炎患者,完善脑脊液穿刺检测、脑部磁共振。

7. 什么是卡介苗?

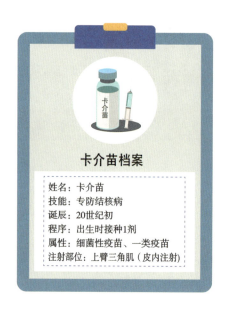

卡介苗档案

姓名：卡介苗
技能：专防结核病
诞辰：20世纪初
程序：出生时接种1剂
属性：细菌性疫苗、一类疫苗
注射部位：上臂三角肌（皮内注射）

　　卡介苗是用于预防结核病的疫苗。接种卡介苗后能使机体对结核分枝杆菌产生特异性的免疫力,可阻止该病菌在人体内的繁殖、播散,可以预防结核性脑膜炎和粟粒性结核。卡介苗属于我国国家免疫规划疫苗,由政府免费提供接种。

8. 卡介苗是活疫苗吗?

　　卡介苗属于减毒活疫苗。卡介苗是一种由流行结核分枝杆菌菌株制成的减毒活疫苗,菌株经过反复、特殊的培养与传代,其毒性与致病性已经丧失,但仍保留抗原性,接种本疫苗后可获得一定的抗结核分枝杆菌的免疫力。

9. 卡介苗是怎样预防结核病的?

卡介苗是一种没有致病性而具有免疫原性的活菌苗,接种于人体后,相当于结核分枝杆菌的初次感染过程,使机体产生对结核病的特异性免疫力。当机体再次受到外来结核分枝杆菌感染时,可使侵入的结核分枝杆菌局限化,使其不能繁殖及血行播散,从而减少了血行播散性肺结核、结核性脑膜炎及继发性结核病的发生机会。

特异性免疫是抗结核病免疫的主要形式,其中又以细胞免疫为主。卡介苗进入机体后,经过巨噬细胞吞噬处理,刺激 T 淋巴细胞分化增殖,形成致敏的 T 淋巴细胞。当结核分枝杆菌再侵入机体时,巨噬细胞、致敏的 T 淋巴细胞被激活,释放淋巴因子等生物活性物质,能使大量单核细胞和巨噬细胞从血管内渗出,聚集在入侵的结核分枝杆菌周围,吞噬结核分枝杆菌,并抑制结核分枝杆菌的生长与繁殖,限制结核分枝杆菌的播散。卡介苗还能促使机体产生一些非特异性的免疫因子,协同特异性免疫过程,共同起到对结核分枝杆菌的杀灭、抑制作用。

自从 1921 年卡介苗首次用于人体接种以来,已在全世界普遍使用,其免疫效果是肯定的,对人类预防结核病做出了卓著的贡献。中华人民共和国成立以后,在全国各地普遍推广了卡介苗的接种。据 194 个国家和地区的调查显示,凡接种过卡介苗的人,结核病的发病率比没有接种过的人降低 80% 左右。因此,它是预防结核病的最好"武器"。卡介苗的预防效果受疫苗的质量、接种技术、当地非典型分枝杆菌感染情况等多种因素的影响。由于我国计划免疫工作的普遍开展,冷链系统的不断完善,卡介苗初种后第 12 周结核菌素试验的阳转率普遍提高,一般都在 80% 以上,局部红肿硬结平均直径为 5 毫米,疫苗的保护率在 80% 以上,免疫力可保持 5~7 年。由于卡介苗接种一次不会使人获得终身免疫,故初种成功后还要定期复种。

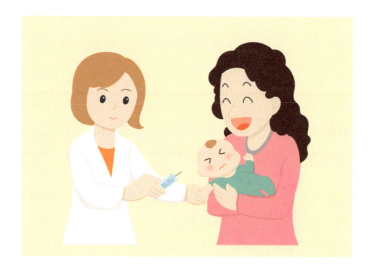

10. 儿童接种卡介苗后还会患肺结核吗?

卡介苗接种已成为安全、有效的结核病预防方法,在降低儿童结核病发病率和死亡率上发挥了巨大的作用。未接种前儿童结核病死亡率高达0.27%,当接种率达97%时就基本上没有儿童死于结核病。目前结核病儿童的减少,除与化疗的普遍应用、排菌患者的普遍减少及人民生活水平提高、卫生条件改善有关外,卡介苗普遍接种也是其重要原因之一。接种卡介苗的儿童在有效保护期内受到结核分枝杆菌感染时,仍有可能发生结核病,但其形成的原发病灶少而小,淋巴结干酪样变也轻。有人通过尸检发现,有原发病灶并发淋巴结肿大者未接种的为85%,接种的为15%。还有人做动物试验发现,脏器内结核分枝杆菌数,未接种的比接种的多5~6倍。

英国医学会通过对25 000人的对照观察发现,接种卡介苗后10~15年间尚有61.5%的保护力。1979年世界卫生组织指定可预防的儿童疾病中就包括结核病,并决定扩大卡介苗预防接种范围。对年感染率比较高的国家,接种卡介苗仍是一种预防结核病的重要方法,可以减少发病和减轻病情,但对结核病年感染率低的国家,卡介苗接种的意义就越来越小。

11. 结核菌素试验的意义是什么？

(1)流行病学调查

借助结核菌素试验,对结核病流行情况进行调查。

(2)选择卡介苗接种对象及考核接种效果

结核菌素试验阴性的婴幼儿、青少年要接种卡介苗。接种卡介苗后要用之考核接种后的免疫效果。

(3)监测结核感染

在停止卡介苗接种的国家,定期进行结核菌素试验,一旦试验由阴转阳,即选为预防用药对象。同时也是追查传染源的线索。

(4)用于诊断和鉴别诊断

尤其对儿童结核病的诊断,结核菌素试验不可缺少。对老年结核病的诊断及与某些肺部疾病的鉴别诊断也起到一定的作用。

(5)发现患者

当结核菌素试验阳性时,结合胸部 X 射线检查,可以早期发现结核病患者。

(6)判断细胞免疫状态

结核菌素试验为迟发型变态反应,属于细胞免疫范畴,所以可以用之判定人体细胞免疫状态。

按规定的方法和剂量注射结核菌素后,如局部皮肤不出现反应,则称为结核菌素试验阴性。在结核菌素试验阴性的人中,有一部分是没有受过结核分枝杆菌感染的,这部分人可以肯定没有结核病。也有一部分人出现假阴性,也就是说已受结核分枝杆菌感染,但不出现反应,多与体内免疫功能受干扰有关,如严重结核病、严重肿瘤、黄疸型肝炎、腮腺炎等。

结核菌素试验阳性反应表示曾感染过结核分枝杆菌或接种过卡介苗,并不说明有结核病存在。强阳性反应表示体内存在活动感染,故发生结核病机会多,具有临床诊断价值,应检查体内是否有活动病变。对接触肺结核患者的小儿通过结核菌素试验可了解是否被传染。

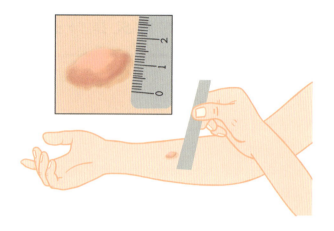

12. 痰中查到抗酸杆菌就是得了肺结核吗?

结核分枝杆菌感染的早期快速诊断是有效控制结核病的重要手段。痰涂片查抗酸杆菌是确诊肺结核应用最广泛的实验室诊断方法。这一方法基于结核分枝杆菌细胞壁内含有大量脂质,与苯酚复红结合后能够抵抗酸性酒精的脱色作用致使菌体保持红色,利用这一特性对结核分枝杆菌进行鉴定,简单快速、成本低廉、可行性高。痰涂片中检查到抗酸杆菌并不能确诊肺结核,因为非结核分枝杆菌抗酸染色也为阳性。有研究显示,我国非结核分枝杆菌感染率逐年上升,非结核分枝杆菌的检出率占痰抗酸杆菌阳性标本的4%~5%。一般来说,在结核病高发国家,痰涂片检查抗酸杆菌阳性(痰涂片阳性)对肺结核诊断的特异性可达95%,即抗酸杆菌阳性者中90%~95%为结核分枝杆菌感染。当痰涂片检查抗酸杆菌阳性时需区分结核分枝杆菌与非结核分枝杆菌。人类免疫缺陷病毒感染或获得性免疫缺陷综合征(AIDS,简称艾滋病)患者不仅是结核病易感者,而且还易感染鸟-胞内分枝杆菌复合群等多种分枝杆菌,因此在 AIDS 高发国家与地区,痰涂片阳性对肺结核诊断的特异性则降至50%,另外非结核分枝杆菌对临床治疗结核药物表现出耐药性。若将非结核分枝杆菌感染误诊为结核病,其治疗效果差,且延误病情致使患者预后差。

13. 痰中没有查到抗酸杆菌可以排除肺结核吗?

痰涂片查抗酸杆菌的检测法易受标本含菌量(每毫升样本含菌量达5 000~10 000 个时才可检出阳性)、操作人员技术水平影响,阳性率低,仅为14%~47%。在全国肺结核流行病学调查及临床中,肺结核患者中痰涂片阴性者占全部肺结核患者的50%~70%。所以当疑诊肺结核的患者痰涂片阴性时并不能排除肺结核的诊断,需要行气管镜检查,联合支气管肺泡灌洗、组织病理及罗氏培养等检测提升菌阴肺结核患者的阳性检出率,对提高菌阴肺结核诊断具有十分重要的临床应用价值。

14. 肺结核治疗后会复发吗?

肺结核的患者经过积极规范的抗结核治疗之后,绝大部分都能够治愈,其治愈率达到85%,治愈之后一般不容易复发。国内调查发现,肺结核复发率为5.3%~6.7%。由于痰涂片阳性肺结核患者体内结核分枝杆菌的载菌量较高,活跃度高,病情较重,治疗相对困难,故而容易导致复发。

经过系统、正规抗结核治疗后,只要肺结核患者遵医嘱,规律生活,定期复查,复发的概率并不高,但也不是完全不会复发。导致肺结核复发的因素主要分为两方面。

（1）治疗因素

可能是患者用药疗程不合理；用药期间没有遵医嘱定期随访，依从性不好；在治疗期间漏服药、断服药次数频繁，用药量不足，没有彻底消灭体内结核分枝杆菌；有可能是患者在没有确切停药指征时，只根据自身状况好转就擅自停药。

（2）停药后患者生活作息不规律

如经常熬夜，长期吸烟、酗酒，经常吃辛辣刺激性食物，不锻炼身体导致免疫力低下，这些都可能会导致结核病复发。为防止复发，患者平时要注意增强体质，加强锻炼，最好每周做 3～5 次有氧运动，要逐渐加大运动量，以免引起身体疲劳不适，以慢跑、快走、骑行、游泳等运动为宜。日常三餐饮食要规律，并且营养丰富，多吃各种优质蛋白含量丰富的食物，多吃新鲜蔬菜、水果，戒烟、酒，不熬夜，不可过度疲劳，保持心情舒畅。

15. 肺结核需要手术治疗吗？

肺结核一般不需要做手术，因为绝大多数的肺结核患者通过正规用药能够治愈，但也有少部分的肺结核患者需要手术。当肺结核患者有下列情况时，应采取手术治疗。

（1）空洞性肺结核手术适应证

经抗结核药物初治和复治（约 18 个月），空洞无明显变化或增大，痰菌阳性者，特别是结核耐药的病例；虽结核分枝杆菌阴性，但有明显临床症状，如反复咯血、继发感染等，药物治疗无效者；不能排除癌性空洞者；非典型抗酸菌空洞，化疗效果不佳或高度耐药者。

（2）结核瘤手术适应证

结核瘤（结核球）经规则抗结核治疗 18 个月，痰菌阳性、咯血者；结核瘤不能除外肺癌者；结核瘤直径大于 3 厘米，规则化疗下无变化，可作为手术相对适应证。

（3）毁损肺手术适应证

经规则抗结核药物治疗仍排菌，或反复咯血及继发感染者。

（4）肺结核合并脓气胸适应证

经内科治疗无效应考虑手术，或配合胸腔引流术。

（5）支气管内膜结核造成支气管狭窄手术适应证

支气管内膜结核治愈后瘢痕性狭窄或闭塞，或伴有远侧肺部反复感染、血痰与气短者。

（6）大咯血急诊手术适应证

24 小时咯血量大于 600 毫升，经内科治疗无效者；出血部位明确者；心肺功能和全身情况许可；反复大咯血，曾出现窒息、窒息先兆或低血压、休克者。

（7）自发性气胸手术适应证

气胸多次发作（2～3 次以上）者；胸腔闭式引流 2 周以上，仍继续漏气者；液气胸有早期感染迹象者；血气胸引流后失败者；气胸合并肺大疱者；一侧气胸，且对侧有气胸史者应及早手术。

16. 什么是陈旧性肺结核？需要处理吗？

放射科的诊断报告中提到的陈旧性肺结核，即指患者肺上出现的纤维化病变和钙化。这样的患者无潮热、盗汗等结核中毒症状，痰液内找不到结核分枝杆菌。在随后的胸部 X 射线复查时，患者肺部的病变不出现任何变化。可以这样理解，陈旧性肺结核只能提示患者曾经患过结核，以后经过治疗痊愈或未经治疗自行痊愈，不需接受抗结核治疗处理。这就好比手上的伤口愈合以后留下的瘢痕不需治疗一样。有陈旧性肺结核的人和正常人一样，可以正常工作、生活。

17. 体检发现肺部钙化灶是不是就是曾经患肺结核？需要处理吗？

肺部钙化灶是指由于肺部组织、细胞出现炎症或者被细菌感染之后,肺部病变组织在自我修复的过程中,出现了少量钙盐沉积及纤维化的现象。临床上肺部出现了钙化灶,意味着病患处的炎症或者病变趋于稳定。引起肺部钙化灶的常见原因是肺结核,这种情况不需要处理,也有部分钙化灶和其他疾病有关,可以定期复查胸部 CT 随访,如果病灶有变化,需到呼吸科或胸外科行专科诊治。

18. 接触肺结核患者后都会被传染吗？

我们每个人从小到大有很多机会接触到肺结核患者,但是并不是所有接触肺结核患者的人都能被传染,而在感染人群中发病的概率约为 5%。在这 5% 的人群中,约有 60% 在半年内发病,1 年累积占 80%,2 年达 90%~95%,其余 5%~10% 可能在以后人生的某个时期因机体免疫功能低下而发病或终身不发病。由此可以看出,结核分枝杆菌感染是否引起发病与人体抵抗力有关系。

人体的抵抗力就是医学上所说的免疫力,当人体受结核分枝杆菌的感染后,人体的免疫功能就被调动起来,发挥作用的主要是体内的巨噬细胞。巨噬细胞虽有吞噬结核分枝杆菌的作用,但无杀菌的能力。只有在相互反复作用后,吞噬结核分枝杆菌的巨噬细胞,将 T 淋巴细胞吸引在自身周围,通过抗原信息的传递使 T 细胞致敏,T 细胞被激活后,分泌趋化因子,趋化因子可增强巨噬细胞的运动,趋向异物入侵的部位,发动对异物的进攻,增强吞噬细胞的吞噬作用,并在胞内产生溶菌酶和活性氧物质,从而消化和杀灭结核分枝杆菌。在抵抗力强的情况下，感染结核分枝杆菌是不会导致结核病的，接触肺结核患者并不是都会被传染。但是，也有一少部分人会染上结核病。这一部分人免疫力差，当体内的巨噬细胞、T细胞这些免疫细胞不能消除入侵的结核分枝杆菌时，结核分枝杆菌就可以在肺内生长繁殖。结核分枝杆菌在肺内主要是造成淋巴结病变和血行播散，形成肺门淋巴结结核，亦可进入纵隔淋巴结形成结核病变。当机体处于过敏状态时，结核病灶可发生干酪液化、破溃后进入血液发生血行播散。一般肺内血行播散的结核病灶容易被发现，但有一些实质性器官或组织，亦可播散有结核病灶，比较难以查出，如果抗结核治疗不充分，不能杀死所有的结核分枝杆菌，就可以成为以后肺外结核病的根源。

19. 当你周围有肺结核患者时怎么办？

在日常的工作、生活、学习中，我们每个人都避免不了与患肺结核的人交往，这些患者可能就是你的家人、同事、同学。当你处于这种情况时怎么办呢？

排菌的肺结核患者是真正的传染源，如果你周围有这样的患者，咳嗽、咯血等结核症状很严重，而且不积极去医院治疗，坚持带病应付日常工作、生活及学习，若在集体场合，最易造成肺结核蔓延，严重者可发生暴发流行。对待这样的患者，你应该让他去医院接受正规治疗，离开集体环境。

你在与患者密切接触的过程中，如果同时也有咳嗽、咳痰、发热、乏力，应及时进行胸部X射线或痰菌检查。凡是检查有问题者及时用药物治疗。

当你周围有肺结核患者，但他已经过正规治疗，你就不要太担心了。有人测定过排菌肺结核患者的排菌量，发现治疗2周后排菌量减少到原来的5%，4周后减少到0.25%，同时结核分枝杆菌的毒力和活力也大大减低。经对比发现短程治疗3天后，痰内活菌量大约降到原菌量的1.8%，9天时为0.4%，21天时为0.2%。由此看来，肺结核最危险的传染源是未被发现的患者。一旦发现,进行强有力的治疗 2~3 周之后,其传染的危险性已大大降低。

对于已经完成正规治疗,医生同意恢复工作或学习的患者,在与你共同的工作及学习中,你不要躲避他,否则会给患肺结核的人造成不应有的心理负担。除了在生活上帮助他、鼓励他之外,还要给予一定关怀,让患者在痊愈初期多注意休息。患者在治疗后痰菌转阴,病灶吸收,已不存在传染的危险了。

20. 糖尿病患者怎样预防肺结核?

糖尿病与肺结核有密切的关系,并且互相影响,同非糖尿病患者相比,糖尿病患者患肺结核的概率高 2~4 倍。消瘦的糖尿病患者比肥胖的糖尿病患者患肺结核的概率高 2 倍左右,血糖控制不佳患者并发结核感染概率较血糖控制良好患者高 3 倍左右,且易溶解播散和形成空洞。亚洲发展中国家糖尿病患者中肺结核患病率是普通人的 4 倍左右。同时,结核病与糖尿病共病患者预后较差,患者的死亡率、治疗失败率和复发率分别为非共病患者的 6 倍、2.5 倍和 4 倍。糖尿病患者容易患结核,这是由糖尿病的病因所决定的。糖尿病患者的高血糖和继发于糖代谢紊乱的高血脂均成为结核分枝杆菌的良好培养基,给结核分枝杆菌的生长提供了营养。而且糖尿病患者的吞噬细胞对结核分枝杆菌的吞噬杀灭作用降低,患者免疫力、内分泌及代谢功能紊乱,削弱了机体的防御功能,从而致使糖尿病患者易患结核病。要加强对糖尿病患者的预防,减少结核的发生,可以从以下几方面做好提前预防。

★ 在治疗糖尿病的同时,应加强卫生宣教,普及糖尿病患者并发肺结核的知识,强调预防。

★ 长期坚持严格控制血糖,尤其是无症状的老年糖尿病患者宜注意饮食等防护措施,定期测量血糖。

★ 对已采用胰岛素治疗者,不能任意中断或减量,可适当补充营养,不宜因进食少而停用。

★ 注意防治多种感染,肺部感染有时就是结核的先兆,要及时去医院检查确诊,以免延误病情。

★ 糖尿病患者要养成乐观向上的积极生活态度,保持居室清洁,避免接触结核病患者,去除诱发因素。

★ 糖尿病一旦并发肺结核,就要早期、全程、足量、联合用药,把肺结核治愈,因为肺结核对糖尿病的治疗有影响,不及时控制感染容易并发糖尿病昏迷、酸中毒而危及患者生命。

21. 肺结核患者能结婚吗?

俗话说:"男大当婚,女大当嫁。"青年男女在患了肺结核或其他结核以后,绝大多数是可以结婚的,但是对结婚的时机要做好选择,因为结核是一种慢性传染病,它的治疗时间需要 6～9 个月。在正规治疗结束之后还要随访 2 年才能做出痊愈的结论。而在随访过程中也常常有 2%～5% 的患者可能复发。因此对肺结核患者什么时候结婚是要考虑的,而且一定要慎重。

在肺结核活动期,患者痰菌培养阳性,这时不宜结婚。因为患者体质消耗较大,常有低热、盗汗、咳嗽、乏力等症状,甚至咯血。如果此时结婚,排菌的患者还可能把结核分枝杆菌传染给爱人。此外,处于活动期的肺结核患者,需要接受正规治疗和休息。结婚是人生的一件大事,难免会给患者增加经济负担及体力的消耗,从而影响治疗效果,轻则延误病情,导致难治性肺结核,重则可以加重病情,以致各种并发症而危及生命。所以,处于肺结核活动期的患者,千万不要过多考虑个人问题,要全身心地投入正规治疗之中,只有经过正规、全程化疗后的患者,痰菌转阴,并且随访一段时间,病灶稳定且能基本恢复日常生活后可考虑结婚。

22. 结核病会遗传吗？

结核病是一种传染性疾病，而不是遗传性疾病，所以是没有遗传性的。但是常见长辈患肺结核者，家中的子女也发生结核病。这是什么原因呢？这是家属被传染源传染所致，而不是遗传。

那么婴儿先天性结核病又如何解释呢？婴儿的先天性结核病与母体妊娠期患有结核病有关，他是在母体的子宫内感染的结核病。婴儿在母体内可以通过以下2种途径感染。①血行感染：是母体结核分枝杆菌全身性血行播散的结果。结核分枝杆菌通过血液感染胎盘，再经过脐静脉对胎儿构成感染。②消化道感染：是胎儿将含结核分枝杆菌的羊水咽下后，在消化道产生结核病变，这种感染较为少见。从以上2条途径可以看出，这种先天性结核病并不是由于遗传因子的改变而发生的，而是由母体内有结核分枝杆菌使婴儿也被感染所致。

人们发现，生活在同一环境的人，有些人受结核分枝杆菌感染得了病，特别是又瘦又高的人要比矮胖的人容易得结核病，而且还发现，高个子患结核病后肺组织的破坏要比中等身材和肥胖的患者多见。既然体形与遗传有关，结核病又易侵犯这些瘦高的人，这是不是说明结核病也与遗传有关呢？不少学者通过众多的动物实验和人群研究，认为在结核病的发生过程中，接触传染仍是一个重要因素，在结核病发病中，遗传因素体质起了一定的作用，至于它的作用究竟有多大，目前尚无定论。

近半个世纪以来，许多学者试图阐明遗传因素对结核病的影响。但到目前为止只有乙酰化的速度与遗传因素有关是肯定的。它只是对结核病的治疗有一定的影响而与发病无关。

23. 肺结核患者如何优生优育?

在结核病患者中60%以上是处于生育期的青壮年,所以结核病与优生优育有着不可分割的关系。肺结核患者疾病未波及生殖系统,一般来说不会引起不孕。但如果是合并妇科结核的话,则有可能导致不孕。怀孕同时使用抗结核药物可能会导致胎儿的畸形、流产等风险,所以肺结核患者在抗结核治疗的过程中是不建议怀孕的,一般建议等结核治愈半年以后再怀孕。

已婚妇女,如患活动性肺结核要暂时避孕。妊娠对患者、胎儿都不利。重症肺结核者如妊娠,应在6~8周内行人工流产。怀孕期间患肺结核应用利福平及链霉素对胎儿都不利,一旦怀孕3个月以上,就要加强营养,按时服药,把对胎儿的影响减小到最低限度。产后要尽快恢复体力,按时服药,避免疲劳。产妇要和婴儿分开,婴儿最好由别人照顾,及时接种卡介苗,以免被传染上结核病。因此,为了优生,夫妻应当在结核病痊愈后,双方身体都健康且精神爽快、情绪良好的情况下,再受孕怀胎,使自己未来的宝宝健康、聪慧。

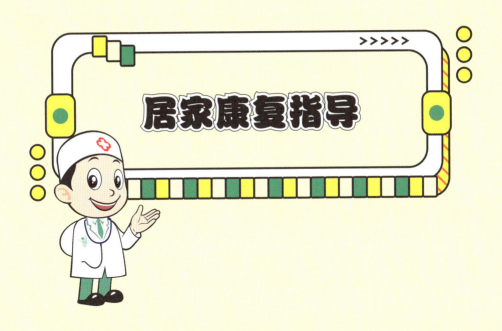

居家康复指导

24. 结核病患者的家庭成员怎样防止被传染?

结核病患者可以在家中治疗,所以作为家庭成员在帮助患者治疗的同时,需要做好如下工作进行预防。

★ 给患者专设一个居住房间,室内摆设要简单,空气要流通,没有杂物堆放,准备专用的茶瓶、茶杯、痰盂,饮食用具可专用后再消毒。条件不允许时,可采取分床或分头睡的办法,房间要经常通风。最好能够专门安装一具紫外线消毒灯管,以利消毒空气用,但需要有专业人士指导应用,以防意外,普通条件下不宜采用。

★ 对痰的处理:要有专用的痰杯,用一个专用火炉煮沸痰液后再倒掉,在农村可以把痰液深埋,禁止随地吐痰。

★ 尽量减少与健康人的接触,特别是与儿童的频繁接触。接触患者的人要选择体质健壮、免疫力强的。夜晚是结核分枝杆菌传播的高峰期,与排菌患者同住一个房间内的儿童和青少年最容易受感染。

★ 患者生活用具、食具要定期消毒,作为家庭人员要掌握正确消毒的方法,一日消毒一次。

★ 经合理治疗后患者传染性可降低,也即减少了传播机会。照顾者在照顾结核病患者的过程中,需要做好自身预防,预防用药者要及时去结核病防治部门听从医生的意见,及时进行健康检查,看有没有结核的先兆,最主要是有无症状。

★ 在做好患者治疗、消毒隔离措施的过程中,不要给患者带来负面影响,以免影响疗效。充分发挥患者本身的预防意识,减少传播,达到治愈患者、预防传染的目的。要多关心患者,以取得合作。结核病患者的家庭隔离是相对的,治疗药物应用之后,就会减少传染机会,忌谈痨色变。

25. 肺结核患者家庭消毒如何做？

家中有肺结核患者时,常需要选择一些简便易行的家庭消毒方法,以减少结核分枝杆菌的污染,保障健康人不被感染。由于家庭环境、床铺衣物、餐具用品各不相同,所用消毒方法也要因物而异。一般可采用下列消毒方法。

(1) 物理消毒法

利用热力和光照等物理作用,使结核分枝杆菌的蛋白质和酶变性或凝固,以达到消毒的目的。常用的有燃烧、蒸煮、光照、洗涤、通风,这几种方法家庭中均能采用,而且方法简单,不会出现什么副作用,也不需要特别的准备。

(2) 化学消毒法

化学消毒法是利用化学药物,也就是我们平时所说的消毒剂,按照一定的要求,配制成规定的浓度,采用不同的方法达到杀灭结核分枝杆菌的目的。它的消毒作用是化学药物渗透到细菌体内,使菌体蛋白凝固变性,干扰细菌酶的活性,抑制细菌代谢和生长,或改变细菌膜的结构,影响其渗透性,破坏其生理功能等,从而起到消毒灭菌作用。

常用的化学消毒剂药店一般都有出售,例如:酒精、来苏尔、新洁尔灭、次氯酸钠(84 消毒液)、次氯酸钙(漂白粉)、乳酸、甲醛等。在购买时根据家庭经济情况及使用方法来选择。

在准备好消毒剂之后,就要根据物品及患者排泄物的不同而分别采用浸泡、擦拭、喷洒、熏蒸等方法进行消毒。

在家庭中消毒时应准备一个专门供消毒时应用的场所,尤其是化学消毒剂要保管好,专人负责,不要让儿童拿去误服而引起消毒剂中毒。配制消毒剂时要由有一定文化程度的家庭成员进行配制,以使浓度准确,确保消毒效果,以达到预期的目的。

26. 肺结核患者痰的消毒方法有哪些？

肺结核患者痰的处理是减少传染途径的一种方法。肺结核患者的痰要吐在容器内，最好是金属、搪瓷或陶瓷容器内，以便煮沸消毒。痰的消毒方法常用的有以下几种。

（1）煮沸消毒

把痰连同容器一起浸入 2% 的苏打液中煮沸 15 分钟。如无条件，也可以放在沸水中煮 20～30 分钟。盛痰的容器每 3～4 日煮沸 1 次。

（2）药剂消毒

①碳酸与等量的氢氧化钠混合配制成 5% 溶液，4 小时可杀死新鲜痰液中的结核分枝杆菌。②10% 的来苏尔溶液 1～2 小时可杀死痰中的结核分枝杆菌，但药液的量要比痰量多 1 倍才能达到目的。③用 20% 漂白粉溶液浸泡 2 小时也可以杀死痰中的结核分枝杆菌。

（3）焚烧消毒

当患者外出时把痰液吐在纸盒中或塑料袋内，为了方便起见，可选择在上风口处，用火柴点燃焚烧，这也是一种临时方便的彻底消毒方法，但仅适宜于丢弃的废纸盒或破旧衣物，化验用留的痰标本也多采用这种方法处理。

（4）其他处理

在无以上条件的地方，可因地制宜。如在农村可以将痰深埋处理，或埋时加入适量石灰粉。患者外出要随身携带瓶子或塑料袋，将痰吐在其中，回家后按上述方法处理。

27. 肺结核患者的生活用品如何消毒?

肺结核患者的生活用品,一般都采用物理方法消毒。常用的有煮沸、日晒、紫外线、干热等消毒方法。这些方法简便易行,可以广泛应用,并能有效地达到灭菌目的。结核分枝杆菌在 100 摄氏度煮沸下立即死亡。70 摄氏度 10 分钟、60 摄氏度 1 小时可杀死。高压蒸汽灭菌效果更好。一般食具、衣物等可用煮沸消毒。书报、毛皮、毛织品等常用干热消毒,在 100℃ 时要 20 分钟。一些废弃的物品则可以焚烧销毁。因为结核分枝杆菌对阳光和紫外线都非常敏感,阳光直接照射 10 分钟可杀死结核分枝杆菌或使之灭活。所以对一些衣物、被褥、书籍等可以用阳光或紫外线照射消毒。有条件的家庭可针对不同物品采用下列化学消毒法。

(1)食具

碗、菜盘、茶杯、筷子、勺子及剩余食物。①3% 漂白粉澄清液浸泡 1 小时;②0.5% 过氧乙酸浸泡 2 小时;③剩余食物要煮沸 15 分钟后方可弃去或做动物饲料。

(2)衣服、被褥、玩具等

①0.5% 过氧乙酸溶液浸泡 2 小时;②福尔马林熏蒸消毒 12 小时以上;③环氧乙烷消毒 12 小时以上。

(3)生活污水

洗澡水,洗衣、洗脸、漱口水等。按 1 000 毫升污水加漂白粉 5 克比例(即 0.05% 浓度)充分混合,消毒 3 小时后排放。浴盆或脸盆、洗衣盆可用 3% 漂白粉澄清液或 0.5% 的过氧乙酸擦洗干净后再给他人使用。

(4)书报、信件、钱币等

用福尔马林熏蒸消毒 12 小时以上,可杀灭结核分枝杆菌。

28. 肺结核患者住的房间如何消毒？

　　肺结核患者住的房间要朝阳,经常通风,保持充足的日光照射,最好用石灰重新粉刷。肺结核患者房间内消毒主要指空气消毒,一般情况下可以用食醋熏蒸消毒空气,每立方米需 3~5 毫升,加等量水煮沸。有条件的地方可采取下列方法。

　　①2% 的来苏尔液、3% 漂白粉澄清液或 3% 氯胺溶液喷雾消毒。②乳酸熏蒸。每 100 立方米需 12 毫升乳酸加等量的水,加热熏蒸。③紫外线灯室内照射。平均每平方米范围需要照 20 分钟左右。

　　患者如果已迁出房间,门窗要彻底冲洗,或用消毒剂擦拭,墙壁、顶棚、地面用 5% 的来苏尔喷洒,然后用 20% 的甲醛液熏蒸消毒。

　　肺结核患者住的房间除了必要的生活用品外,不要堆放杂物,以利空气流通和便于消毒处理。

29. 肺结核患者不住院治疗可以吗？

　　肺结核的治疗对象包括痰涂片阳性的肺结核患者及结核分枝杆菌培养阳性的肺结核患者,不能做培养情况下的涂片阴性空洞性肺结核、血行播散性肺结核(粟粒性肺结核)患者,经组织学或病原学证实的肺结核患者。在资金短缺而疫情严重的国家,对初治痰涂片阳性或培养阳性的患者应优先采用短程化疗,在疫情影响小且无资金短缺的国家,则可广泛应用于活动性肺结核患者。由于国内外公认全程督导的不住院治疗可获优异疗效,极大部分应以家庭作为最理想的治疗地点,在特殊情况下住院治疗。肺结核化疗的患者除了有危重症或合并症,如血行播散、合并感染、大咯血、合并多脏器结核或疾病等情况下需住院治疗外,原则上不必住院治疗,均采用门诊或家庭治疗。无症状的新发患者不必卧床休息,待病情稳定后可尝试轻体力工作,不住院和住院的疗效一样好。但有些不住院的肺结核患者,自认为症状消失就可以停药,或发现又有症状再次服药,也有时常忘记服药,这种不规律的治疗是造成肺结核久治不愈的重要原因。

30. 服药后小便怎么变成了红色?

　　正常人尿液的颜色是淡黄色透明的。但是,尿液的颜色会受饮水量的影响,饮水较多,尿液稀释,黄色就变浅;饮水少,或天热出汗多,尿液浓缩,黄色就加深。这种情况不应视为异常。但结核病患者发现服药后,自己的尿颜色不仅黄色加深,还成了红色,并且多饮水后其颜色仍为红色,这是什么原因呢?

　　原来这是服用利福平后,药物引起的尿染色而致,故此不必惊慌失措。利福平是一种高效的抗结核药物,它是由利福霉素 SV 制成的半合成抗生素,呈砖红色结晶性粉末,难溶于水。口服利福平后能迅速且完全吸收,服药后约 2 小时血液中药物浓度可达到高峰,有效浓度可维持 8 ~ 12 小时,如一次口服量高时(如 600 毫克)血药浓度还可以维持 24 小时之久。

　　药物吸收后可分布于全身各脏器和体液中,以肝中的浓度最高,其次为肾、肺、脾、胆汁等。药物吸收后,经肝解毒,大部分从胆汁排出,小部分由尿液排出或粪便排出。由于利福平及其在体内的代谢产物呈红色,因而服药后患者大便、小便、泪及汗液常可变成红色。不仅利福平能使尿染成红色,而且利福平类衍生物,如利福喷汀、利福布汀等,也同样具有使小便染色成红色的作用。但是有一点应该注意,由于利福平本身在肝内蓄留的时间较长,因而有时可引起肝损害,称为药物性肝损伤。患者肝损害后,若小便呈现浓茶水样改变,并且随着尿色的加深,出现了黄疸,即出现巩膜、皮肤黄染现象,那么一定要去医院就诊,不要使药物性肝损害继续加重,及时中止或治疗肝细胞性黄疸,以防影响抗结核药物的正规运用。

31. 怎样服用抗结核药物能提高疗效?

药理学专家研究表明,人体激素的分泌、酶的活动等均有周期性变化,药物的生物利用度、代谢和排泄等也具有昼夜节律性变化。不同时间服药可明显影响药物在体内的吸收与利用,同时还能影响药物在体内的效用,而最佳的服药时间,不仅能增强抗结核药物对疾病的疗效,同时还可避免抗结核药物的不良反应。研究表明,抗结核药物疗效与血清高峰浓度呈正比,而与血清持续浓度关系不大。目前国内外一致认为决定疗效的主要因素为服药后血清中的药物高峰浓度,而顿服就是增加血液中的药物高峰浓度。故此抗结核药物除个别需分次服用外,不论采用每日疗法或间歇疗法均为一次性给药(顿服、注射)。顿服,就是将药物日量传统的分服法改为一次服用。例如异烟肼日量为0.3克,将传统的0.1克每日3次服用,改为0.3克一次顿服。

抗结核药物顿服一般要求清晨早饭前空腹服用(特殊部位结核病也可采用晚8时左右顿服)。

顿服尚有以下几个特点:方法简便,用药次数少,结核病患者易于接受,反应少,坚持服药效率高,完成规律化疗率高,提高了临床治疗效果,减少了结核病的复发。

32. 服用抗结核药物期间需注意哪些日常护理?

异烟肼应慎用于营养不良、糖尿病、甲状腺功能亢进、精神病、癫痫病、肝肾功能低下者,孕妇与哺乳期患者使用时应充分权衡利弊。

异烟肼治疗前及治疗中应定期检查眼及视力,注意有无视神经炎症状。如有手足麻木、刺痛、烧灼感等感觉异常及中枢神经症状,应及时停药处理。

异烟肼、利福平服用期间应禁酒,如出现厌食、乏力、恶心、呕吐、腹胀,甚至黄疸等表现时,应立即停药处理。治疗期间每月查肝功能一次。

异烟肼一般应空腹服用以利吸收,如胃肠道反应重,可改为饭后服用。应避免同服含铝的抗酸剂,必须服用时至少在服本品 1 小时后应用。

异烟肼治疗期间应注意休息,不能因用后有欣快感而做超过身体状况允许的劳动及活动。

异烟肼及丙硫异烟胺服用期间宜每日同服维生素 B_6,防止或减轻周围神经炎症状。

服用利福平后可能出现尿、汗、痰、泪、大便等呈红色。

对利福平过敏或耐药者不宜采用其他同类药物。

服用乙胺丁醇如发生胃肠道刺激症状,可与食物同服以减轻之。

吡嗪酰胺用药期间宜定期检查肝功能。

对氨基水杨酸宜在进餐时或餐后服,或与抗酸剂同服,以减少胃部刺激。

服用对氨基水杨酸期间须多饮水,避免吃酸果、杨脯等酸性物,减少胃肠刺激。

丙硫异烟胺可与食物同服或饭后服用,以减轻胃肠道刺激症状。

33. 肺结核居家治疗期间需要定期复诊吗?

由于肺结核疗程长,不良反应多,而不规则治疗容易导致获得性耐药从而使治疗更为困难,所以患者在结核病治疗过程中需定期复诊,监测药物不良反应及疗效。对于复诊的频次和监测的项目简单介绍如下。

四联强化治疗期(主要指前 2 个月)推荐复查的时间间隔不超过 2 周,巩固期(一般治疗 2～3 个月后)复查时间间隔不超过 1 个月,主要监测药物不良反应。复查项目含血常规、肝肾功能、尿常规、视力色觉(有条件还需监测视野),如用有喹诺酮类药物(如左氧氟沙星、莫西沙星等)还需要监测心电图,如用有注射类药物(如链霉素、阿米卡星、卷曲霉素、卡拉霉素等)还需要监测听力(应用卷曲霉素需监测电解质)。对于疗效的监测,初治患者2、5、6个月时需查痰涂片及培养,复治者2、5、8个月时需查痰涂片及培养,如有条件每月查痰涂片更好;影像学检查(胸片或胸部 CT)一般初治在2、5、6个月,复治在2、5、8个月复查,如果菌阴肺结核涉及诊断核实可缩短拍片间隔。对于特殊结核病,如支气管结核需定期行支气管镜介入治疗,而增加复诊频次由主管医生决定;胸腔积液及腹腔积液等需额外复查相关超声检查。若治疗期间出现药物不良反应,可缩短复诊间隔。

肺结核治愈后需要定期复查,以防肺结核再次复发。肺结核患者分别需要在停药后的3个月、6个月、1年、2年进行复查,如果这4次复查都没有问题,才算是治愈,以后可以不用再进行复查。

34. 肺结核患者居家期间咯血怎么办?

肺结核患者咯血容易反复发作,但患者又不能一直住在医院里,所以,了解一些肺结核咯血的急救与护理知识是很有必要的。

咯血是肺结核常见的症状之一。如果一次咯血量在100毫升以下,为小量咯血;100~300毫升,为中量咯血;300毫升以上或24小时咯血总量达500毫升以上为大咯血。发生大咯血时,一口一口鲜血直往上涌,患者焦急、恐慌,情绪无法平静,以致心跳加快、血压高,进而使受损血管破裂加重,咯血不止。这时应立即让患者躺下,保持静止的体位。这样患者心跳可逐渐减慢,血压下降,咯血也会减少或停止。

咯血患者,特别是初次咯血的患者,往往精神非常紧张,这时亲友应沉着应对,以亲切关怀的态度安慰患者,鼓励患者把积血咳出来。大咯血的患者往往会感觉到是哪一侧肺出血,应向出血那一侧侧睡,这样可使患侧胸部受压,呼吸活动受限,有利于破损血管收缩,以减少咯血;同时也可防止病侧肺的病菌及血液流向健侧。如果患者感觉到两侧肺可能同时出血,就应取平卧位,在胸部加压,放冰袋及沙袋,等咯血停止后再送到附近的医院治疗。

有的肺结核患者咯血时,把涌到咽喉部的血又咽回去,这很容易把血液滞留在气管中而发生窒息。正确的做法是将涌到咽喉部的血块轻轻咳出,这样既保持了呼吸道通畅,又防止了病菌引起继发感染。

肺结核患者大咯血最常见的原因是肺结核空洞内的动脉瘤破裂,引起喷射性大出血。大咯血时血液往往不能全咯出,形成血块阻塞气管。有的患者长期卧床,体质极度虚弱,心肺功能减退,无力把血咳出;有的患者过度紧张,出现恐慌,引起声门及支气管痉挛,这些都会导致窒息。当咯血患者出现惊恐面容,挣扎坐起,气短、口唇发绀、出冷汗,或牙关紧闭、神志不清、小便失禁等情况时,就说明他已窒息,需要得到迅速抢救。救护者应将患者的头部移至床边,使他头低脚高,然后轻轻捶击患者背部,用压舌板或筷子刺激他的咽喉部引起反射性呕吐,将阻塞咽部的血块咯出。其后若患者仍神志不清,应送医院抢救。

肺结核患者咯血前常会有一些预兆,如患者自感胸闷、心慌、呼吸有血腥味;咳嗽、吐痰有血丝;烦躁、失眠、胸背部痛等。还有部分患者在咯血前有过度疲劳、剧咳、着凉感冒、胸部受挤压、便秘、饮酒过量、来月经、用祛风湿药等诱因。有以上情况时,患者应早休息、早就医,以便得到及时的抢救和治疗。

35. 怎样留取痰液以备化验?

肺结核患者的痰作为化验标本,具有重要的临床意义。特别是对于观察病情之变化,是重要的诊断参考依据。为了提高检测的准确率,需要注意以下几点。

(1) 咳痰前准备

备好痰盒,患者先用清水漱口,清洁口腔及咽部,以减少痰标本的污染。咳痰前先深呼吸2~3次,再用力咳嗽,排出痰液。如果痰液质黏、量少,咳出费力时,可请家人帮助轻拍背部,通过背部的振动协助痰液排出。

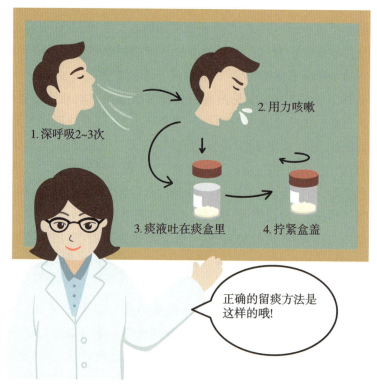

1. 深呼吸2~3次

2. 用力咳嗽

3. 痰液吐在痰盒里

4. 拧紧盒盖

正确的留痰方法是这样的哦!

(2)留取痰液时的注意事项

①选择密闭、不渗漏的留痰容器,如玻璃瓶、塑料盒等。若留痰做细胞学检查时,容器内保证干净即可;若留痰做细菌培养时,则容器要从医院内领取,此为严格消毒容器,应避免细菌污染,确保检查的准确性。②选取有代表意义的痰液。一般应选留稠厚、色黄、有气味、带血丝或血块的痰,以提高痰液检查的阳性率。③以留取清晨咳出的第二、第三口痰为宜。如要做痰液培养及药敏试验,应从症状加剧后的第2~3天起留取痰标本,留痰过早,病菌排出少,阳性率低;留痰过迟,会影响诊断与治疗。如做痰的细胞学检查,应从有痰之日起连续查3~6次;当肺部病变有恶化迹象时,每隔10天应该做一次痰液培养和药敏试验。④留取痰标本后应尽快送医院进行化验。痰标本在一般室温下,可保存12小时;在4摄氏度以下,可保存24小时。

肺结核患者的痰液,往往带有大量的结核分枝杆菌,如果取痰液不成功,或取之过多,或化验室检测用不完时,应按要求进行灭菌消毒处置,严禁乱扔,以免造成结核分枝杆菌的传播。

36. 服用抗结核药物后食欲减退怎么办？

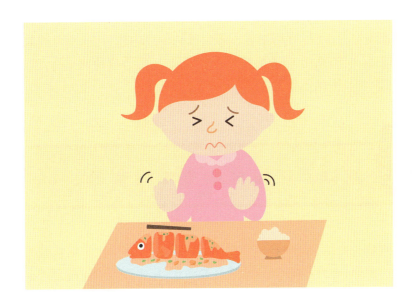

服用抗结核药物后,患者总是感到胃中不舒适,没有食欲,这是什么原因呢？这是因为空腹服用抗结核药物后所造成的"药物性胃炎",故此出现中上腹部有饱胀感或疼痛、食欲减退、恶心、呕吐、腹胀,甚至反酸、烧心等症状。而为了顺利完成化疗,抗结核药物须连续服用,故此加强食欲的调节就显得比较重要。其调治原则首先是调整胃功能,患者应注意下列几点。

(1) 进食要细嚼慢咽

要尽量减少胃部负担及发挥唾液的功能。唾液中有黏蛋白、氨基酸和淀粉酶等有助于食物消化的物质,咽入胃后可中和胃酸,降低胃酸的浓度。

(2) 制订温和食谱

因抗结核药物进入胃中的刺激因素无法彻底消除,为了给胃的修复创造必要的条件,就要将食物做得细、碎、软、烂,烹调方法多采用蒸、煮、炖、烩等手法。

（3）要少量多餐

每餐不饱食,使胃部负担不过大。用干、稀搭配的加餐办法,解决摄入能量的不足问题。食谱如牛奶1杯、饼干2片或豆浆1杯加煮鸡蛋。

（4）要增加营养

注意多吃些生物价值高的蛋白质和含维生素丰富的食物,多吃新鲜蔬菜和水果,如番茄、茄子、红枣、绿叶蔬菜及苹果等。

（5）注意酸碱平衡

胃酸分泌过多时,可用牛乳、豆浆、馒头干以中和胃酸;而胃酸缺乏时,可多用浓缩肉汤、鸡汤,带有酸味的水果或果汁,带香味的调味品,以刺激胃液的分泌,有益消化。

37. 怎样加强结核病患者的营养?

结核病是由结核分枝杆菌引起的慢性传染病,其中以肺结核最为多见,临床上有低热、乏力、盗汗、咳嗽、咯血等症状,身体营养消耗极为严重,因此加强患者的营养在治疗中占有很重要的地位。合理的营养可以增加机体的抵抗力,加速疾病的痊愈过程。对患结核病者应当给予高热量、高蛋白质、高维生素膳食,同时要注意饮食的多样化及其色、味、香、形等,以促进消化液的分泌与增加食欲。

★ 每日总热量应在2 000～3 000卡(1卡＝4.186焦耳)。

★ 食物中应含丰富的蛋白质,按每日每千克体重1.5～2.0克补充,以补偿体内被消耗的蛋白质和增强机体免疫功能。首选的食品为牛奶,因牛奶中含有丰富的酪蛋白及钙。其他可选的食品有豆浆、鸡蛋、豆腐、鱼、瘦肉等。

★ 食物中应含有丰富的维生素C及维生素B_1,以增强体内代谢过程。可多吃些新鲜蔬菜及水果等。

★ 对肝功能和消化功能差的患者,可适当限制摄入脂肪量,以减少胃肠及肝脏的负担。

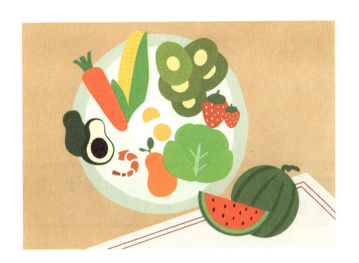

38. 结核病患者不宜食用的食物有哪些？

结核病患者除合并其他疾病如高血压、高血脂、糖尿病等有饮食要求外，其他患者其实并没有严格饮食禁忌。人体需要的营养成分如蛋白质、碳水化合物、脂肪、维生素、矿物质等，都是结核病患者需要的。但需注意以下几点。

★ 结核病患者在使用抗结核药期间，不宜用牛奶送服药物，也不宜用茶水送服药物，会妨碍药物的吸收，甚至降低药效。奶制品应与抗结核药物服用间隔 1 小时以上。

★ 结核病治疗初期，应避免食用以前未食用过的异体蛋白食物，防止出现过敏症状。结核病患者个体差异性较大，用药后反应不一，应根据自己实际情况调整食物种类，如食用某种水果或鱼虾产生不适，则用其他水果或海产品代替，但是每日饮食仍要包含谷薯类、蔬果类、畜禽、鱼、蛋、奶、大豆、坚果类的食物，做到饮食均衡。

★ 用药过程中不要食用组胺含量较高的食物（如无鳞鱼、动物血、羊肉等），原因是异烟肼为一种单胺氧化酶抑制剂，服用异烟肼的患者体内因缺少大量有效的单胺氧化酶将组胺氧化，易造成组胺大量蓄积，引起中毒症状。

★ 禁酒。抗结核化疗过程中饮酒会加重肝负担,使肝的解毒和代谢能力降低,容易出现肝功能损害和药物的不良反应。酒还能扩张血管,有引起咯血的可能。

★ 刺激性、腌制等食物应不吃或少吃,如辣椒、腌菜、烟熏和干烧的食品。

39. 肺结核患者合并糖尿病时如何合理饮食?

糖尿病患者机体免疫功能低下,易合并结核感染,对于肺结核这种慢性消耗性的疾病,需要积极予以营养支持,而糖尿病患者的饮食需要严格控制,如果患者既患有肺结核又患有糖尿病,在饮食的控制上可能更多的是要做到个性化,因人而异。总的来说,肺结核合并糖尿病患者的饮食原则,建议应该低盐、低脂、优质蛋白质。肺结核和糖尿病同时存在时,一定要保证总热量的摄入,不可过多克扣热量。因为肺结核是消耗性疾病,所以在合并糖尿病的时候,先要保证碳水化合物的供应,建议可以增加粗粮摄入,不可不吃碳水化合物,以免导致糖尿病患者出现酮症,对肺结核愈合并不利。另外,肺结核合并糖尿病时,在饮食当中应该适当增加优质蛋白质,这样可以保证疾病恢复对于营养的需求,像鸡、鸭、鱼肉等,对于肺结核合并糖尿病者非常合适。脂肪也应该适当地摄入,因为人体在抵抗疾病时需要肾上腺素,而激素都是以胆固醇为基础合成的。

40. 肺结核患者如何保持良好的心情?

肺结核患者在患病期间往往存在着自卑感,其主要原因是疾病的传染性,特别是当急性期被隔离治疗时,这种自卑感越发严重,表现为心情压抑,不愿见亲人，封闭自己内心世界，对治疗效果疑心重重，加之家庭、同事及朋友之间的不能正常往来，更加重了自卑心理，这些不正常的心态均影响药物疗效，不利于恢复健康。日常生活中患者需要学会自我心理调节。

首先肺结核绝非不治之症。肺结核虽然是一种慢性传染病，但结核分枝杆菌对化学药物的敏感性极高，只要按化疗方法正规服药，就会很快控制结核分枝杆菌的生长繁殖。只要按医嘱服药，就会早日恢复健康的。其次肺结核传染是相对的，并不是患了肺结核就一定会传染给周围的人。只有急性期肺结核痰菌培养阳性时具有的传染性最高，只要经过正规化疗2周后，其传染性就会大大降低。痰菌培养转阴以后，患者就可以和正常人一样生活、工作和学习。

自觉养成按时服药的习惯，并坚持生活自理，进行有益的体育锻炼，如散步、打太极拳、养花、种草，以充实自己的生活。

学会疏散自己的感情。什么也不要顾虑，不管别人说什么，我只是我自己，命运掌握在自己手里。珍惜自己，抓紧时间治疗，痊愈之后重新回归社会，找回自我。

41. 结核病患者如何锻炼？

"生命在于运动"的格言家喻户晓。但也有人提倡"生命在于静养"的观点。那么，患有结核病的人究竟是"动"还是"静"呢？我国古代养生思想早已作了回答："心静体动。"即心要安静，身体则宜多动。

养生在动："流水不腐，户枢不蠹"，各种运动，如练体操、打太极拳等，可以促进人体新陈代谢，增强体质，延年益寿。所以"体宜常动，腰宜常摇，胸宜常挺，腹宜常收，肢宜常摇"。运动方式有以下几种，可供结核病患者参考，但要注意因人制宜，因病制宜，量力而为，循序渐进。①加强心肺功能的运动：如走、慢跑、游泳、爬山、骑自行车等。②强化肌肉、关节功能的运动：如做体操、练武术、保健按摩等。③调和气血、疏通经络，并可安定情志的运动，如打太极拳等。值得一提的是，运动绝非多多益善，"过动则损""物极必反"的道理也是众人所知的。国外提倡"小量运动",认为每周从运动中消耗2 000卡热量对健康最有益。据统计,1小时轻快散步可消耗400~500卡热量,每天进行40分钟左右散步即可达到小量运动的目的。

养心在静:"心者,君主之官也;神明出焉""静而后能安""静者寿,噪者夭。"故心神宜常安静、凝聚而不散。生理学家发现,人在"静养"的状态下神经紧张度放松,呼吸、心率、血压、体温均相应降低,这种低代谢的积累效应,自然使生命相对延长。"静默"也为养心之法。我国的气功锻炼就是要求排除一切杂念,做到心静,进而调节体内各种功能。所以,结核病患者养生的最佳方法是动静结合,形神共养。动与静各有其功能,须兼施并用,不可偏颇。只有动静结合,动而有节,静而有度,方能祛病强身,延年益寿。

42. 结核病患者运动安全要诀有哪些?

(1)锻炼项目选择合理

对结核病患者来说,选择的锻炼项目应较缓慢柔和,不过分激烈,能使全身得到活动,并结合不同病变部位促使局部功能的恢复与加强,活动量容易调节掌握,且易学又兴趣较浓的为宜。

(2)运动负荷科学适量

运动负荷不仅要以不同病变部位而定,更要视年龄组而选择。依据不同年龄组,结核病患者可参照选择下列项目:①20岁左右选择富有冲击力的需氧运动,如跑步、拳击等。②30岁左右选择爬山、踏板、溜冰或练武术来健身。③40岁左右选择远走、爬楼梯、打网球等运动。④50岁左右游泳、划船及打高尔夫球均非常适合。⑤60岁期间散步、跳交际舞、练瑜伽及水上运动是最合适的锻炼。

(3)良好的生活规律

结核病患者在从事健康锻炼时,保持良好的生活规律,做到起居有常、睡眠充分、劳逸结合,可达到祛病强身之目的。

(4)注意自我控制

为了安全,结核病患者在健身锻炼中应力戒争强好胜,应按本人体质与病情科学进行,不要为和别人争高低而去进行自己力所不能及的运动。

(5)掌握锻炼禁忌

结核病患者由于病灶部位的不同,千万不要给病变部位肢体或脏器增加负担,以免造成新的创伤或损害。在运动锻炼中禁忌快速跑跳,以免产生意外。在运动中禁忌激烈碰撞,以免伤害病变肢体及脏器。此外,一些肢体或骨关节结核病变,可造成关节僵硬,活动性差;或韧带伸缩性差,灵活性减退。因此,在运动中宜做一些柔性练习,避免关节、韧带或功能的损伤,运动一定要循序渐进、量力而行。

43. 怎样增强结核病患者的免疫力?

何为免疫力? 简单地说就是人体对各种疾病的抵抗力,而抵抗力来自体内的免疫系统,因此免疫系统实力越强,人体遭受疾病侵袭的概率就越小。而结核病的发生,就是免疫力低下而引起的。患结核病后,免疫力的增强常可使康复加速,且复发率降低。因此,结核病患者增强免疫功能,可从以下几方面做起。

(1)合理日光浴

合理晒太阳是增强免疫力的一招。这是因为日光中的紫外线光束,能刺激人体皮肤中的7-脱氢胆固醇转化成维生素 D。切莫小看这种极普通的维生素 D,每天只需要 0.009 毫克就可使免疫力增加 1 倍。而日光合成的维生素 D,无论是其生物活性,还是防病能力都明显优于食物和药物合成的维生素 D。

(2)饭前吃水果

吃水果也有助于免疫系统正常功能的发挥,但要把握好进食的时机。从免疫角度看,饭前 1 小时吃水果最佳。据免疫学家观察,人在进餐后由于熟食的刺激,会使体内免疫系统造成"狼来了"的错觉,从而调动全身

"健康卫士"加强戒备,如白细胞数量增多。经常如此可损害免疫系统,降低免疫力。若在饭前吃水果,可以消除熟食的这种不良刺激而保护免疫系统。

(3)生吃蔬菜

蔬菜中含大量干扰素诱生剂,进入体内促使干扰素的生成,而干扰素又是增强免疫功能的"主力军"。但蔬菜的这种有益成分很娇嫩,不耐高温,在100 ℃时即呈不稳定状态,只有生吃才能接触人体黏膜细胞的干扰素基因,产生大量干扰素而提高免疫力,故宜吃生蔬菜。

(4)多笑

笑能激发人体的许多与免疫有关的化学物质,从而增强免疫力,提高血液中自然杀伤细胞的活性。

(5)勤上运动场

体育锻炼可提高人体免疫功能,使血液中的白细胞介素增多,进而增强自然杀伤细胞的活性,提高机体的免疫力。调查研究发现,对每天跑步60分钟的人来讲,自然杀伤细胞的活性上升20％以上,这也是运动能增强免疫力的奥秘之所在。但要注意,对免疫系统有益的运动当以温和的形式为好,如散步、慢跑、骑车、游泳、练体操、练气功等,而高强度的剧烈活动,不仅不能增强免疫力,反而会削弱免疫力,这一点为结核病患者之大忌。

44. 肺结核合并肺气肿患者如何进行呼吸锻炼?

肺结核及肺气肿患者都存在肺功能减退,同时存在肺结核及肺气肿的患者肺功能损伤尤为明显,呼吸锻炼显得更为重要。

(1)呼吸肌力和耐力的锻炼

各种呼吸体操可在一定程度上增强患者的呼吸肌力和耐力。可采用吸气阻力器锻炼,通过调节吸气时的阻力,增强呼吸肌的运动负荷量,更为有效。经过一段时间的锻炼可见活动后气促减轻,不易出现疲劳,且咳痰有力、顺畅。

（2）提高呼吸效率、改善气体交换

1）**腹式呼吸**：结核性肺气肿患者胸廓前后径加大，呈桶状，且胸廓弹性减小，所以胸式呼吸效率很差，每次吸入或呼出的气体量极少，需要通过腹式呼吸锻炼，尤其增强膈肌的活动以增加通气。锻炼时患者取仰卧位，两手分放于胸腹部，吸气时腹肌放松，膈肌收缩，位置下移，腹壁隆起，做深而慢的呼吸动作；亦可取坐位或站位，身体向前倾，然后按上述方法做腹式呼吸锻炼。

2）**缩唇呼吸**：结核性肺气肿患者多有呼气不畅。在腹式呼吸锻炼中，每遇呼气时便将唇缩小，呈吹口哨状缓缓呼气，这样更有利于将积存肺内的过多气体排出。口唇缩小的程度因人而异，收缩不够则达不到缩唇呼气的锻炼目标，但如果收缩过度，则会感到呼吸困难和费力，也不利于锻炼。

3）**气功锻炼**：从呼吸锻炼角度来考虑，用深、慢、均匀而放松的呼吸方式进行气功锻炼最为合理。一方面可减轻呼吸疲劳，另一方面可增加呼吸效率。

（3）减轻呼吸肌疲劳

合理休息，使疲劳的呼吸肌得以恢复，是呼吸肌力锻炼的重要组成部分。结核性肺气肿患者由于呼吸负荷的增加，平时即已存在一定程度的呼吸肌疲劳，而进行呼吸肌力锻炼时，则有可能加剧呼吸肌疲劳的发生和发展。因此不能单方面调节锻炼，而应该同时注意安排合理的休息，以收到劳逸结合之效果。目前多主张采用各种辅助呼吸机通过鼻道做辅助呼吸，此时呼吸肌的负荷减轻，有利于肌力的恢复。

参考文献

[1]NORHEIM G,SETERELV S,AMESEN T M,et al,Tuberculosis outbreak in an educational institution in Norway[J]. J Clin Microbiol,2017,55(5):1327-1333.

[2]张云玲,李孳,王东萍,等.肺结核合并多重耐药菌下呼吸道感染的病原学及危险因素分析[J].临床肺科杂志,2019,24(11):1995-1999.

[3]李志鹏,盛宇超,张杨,等.中国东部三市耐多药结核病患者经济负担研究[J].复旦学报(医学版),2021,48(4):481-487.

[4]马玙.菌阴肺结核的治疗[J].中华结核和呼吸杂志,2005,28(10):678-679.

[5]ZHENG C L,HU M H,GAO F. Diabetes and pulmonary tuberculosis:a global overview with special focus on the situation in Asian countries with high TB-DM burden[J]. Glob Health Action,2017,10(1):1-11.

[6]HUANGFU P,UGARTE-GIL C,GOLUB J,et al. The effects of diabetes on tuberculosis treatment outcomes:an updated systematic review and meta-analysis[J]. Int J Tuberc Lung Dis,2019,23(7):783-796.